LE MARRUBE

CONTRE

L'IMPALUDISME

PAR

Gabriel HANOUNE

Docteur en médecine

PHARMACIEN

ANCIEN INTERNE EN PHARMACIE DE L'HOPITAL DE MUSTAPHA
ANCIEN PRÉPARATEUR DE CHIMIE ET D'HISTOIRE NATURELLE
EX-INTERNE TITULAIRE DE 1re CLASSE EN MÉDECINE A L'HOPITAL CIVIL D'ALGER
EX-PRÉPARATEUR DE CHIMIE, LAURÉAT (TÉTRA) DE L'ÉCOLE DE PLEIN EXERCICE
DE MÉDECINE ET DE PHARMACIE D'ALGER

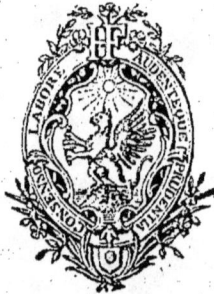

MONTPELLIER

IMPRIMERIE CENTRALE DU MIDI

(HAMELIN FRÈRES)

—

1894

LE MARRUBE

contre

L'IMPALUDISME

LE MARRUBE

CONTRE

L'IMPALUDISME

PAR

Gabriel HANOUNE

Docteur en médecine

PHARMACIEN

ANCIEN INTERNE EN PHARMACIE DE L'HOPITAL DE MUSTAPHA
ANCIEN PRÉPARATEUR DE CHIMIE ET D'HISTOIRE NATURELLE
EX-INTERNE TITULAIRE DE 1re CLASSE EN MÉDECINE A L'HOPITAL CIVIL D'ALGER
EX-PRÉPARATEUR DE CHIMIE, LAURÉAT (TÉTRA) DE L'ÉCOLE DE PLEIN EXERCICE
DE MÉDECINE ET DE PHARMACIE D'ALGER

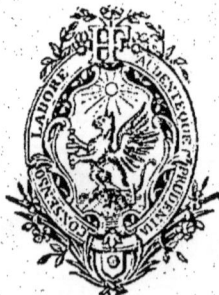

MONTPELLIER
IMPRIMERIE CENTRALE DU MIDI
(HAMELIN FRÈRES)
——
1894

PERSONNEL DE LA FACULTÉ

MM. MAIRET................... Doyen
CARRIEU............... Assesseur

PROFESSEURS

Médecine légale et toxicologie .... MM. JAUMES.
Clinique chirurgicale........................ DUBRUEIL (✽).
Hygiène.................................... BERTIN-SANS.
Clinique médicale........................... GRASSET.
Clinique chirurgicale........................ TEDENAT.
Clinique obstétricale et gynécologie .... GRYNFELTT.
Anatomie pathologique et histologie............ KIENER (✽).
Thérapeutique et matière médicale............. HAMELIN (✽).
Anatomie .... PAULET (O. ✽ ✽).
Clinique médicale........................... CARRIEU.
Clinique des maladies mentales et nerveuses....... MAIRET.
Physique médicale.......................... IMBERT.
Botanique et histoire naturelle médicale .... GRANEL.
Opérations et appareils...................... FORGUE.
Clinique ophtalmologique.................... TRUC.
Chimie médicale et pharmacie................. VILLE.
Physiologie................................. N....
    Id.   Hédon (Ch. du c.)
Pathologie interne.......................... N....
    Id.   Rauzier (Ch. du c.)

CHARGÉS DE COURS COMPLÉMENTAIRES

Clinique annexe des maladies des enfants. MM. BAUMEL, agrégé.
Accouchements .... GERBAUD, agrégé.
Clinique ann. des mal. syphil. et cutanées...... BROUSSE, agrégé.
Clinique annexe des maladies des vieillards. SARDA, agrégé.
Pathologie externe.................... ESTOR, agrégé.
Histologie......................... DUCAMP, agrégé.

AGRÉGÉS EN EXERCICE :

MM. SERRE	MM. SARDA	MM. RAUZIER
BAUMEL	ESTOR	LAPEYRE
GERBAUD	HEDON	MOITESSIER
GILIS	LECERCLE	
BROUSSE	DUCAMP	

MM. H. GOT, secrétaire.
F.-J. BLAISE, secrétaire honoraire.

EXAMINATEURS DE LA THÈSE :

MM. GRANEL, président.   MM. SARDA, agrégé.
CARRIEU, professeur.   DUCAMP, agrégé.

A LA MÉMOIRE VÉNÉRÉE DE MON PÈRE

A MA MÈRE

A MES PARENTS

G. HANOUNE.

INTRODUCTION

Si la thérapeutique possède un médicament dont l'effet soit indiscuté, dont l'administration puisse même parfois fournir l'élément principal du diagnostic, c'est, sans contredit, le mède spécifique du paludisme, le quinquina, et plus pa culièrement son principal alcaloïde, la quinine. On peut discuter l'efficacité relative de ses sels, les avantages des chlorhydrates ou des bromhydrates sur le sulfate et réciproquement, les doses ou la méthode d'administration suivant les cas, suivant les types divers que présente la maladie. Mais tout le monde est d'accord sur le choix de la substance fondamentale: qui dit malaria pense à la quinine.

Ce chapitre de thérapeutique devrait, semble-t-il, être désormais un champ clos qu'on défriche et cultive, mais dont on n'a pas besoin d'étendre les limites. Pourquoi donc voyons-nous surgir à tout instant de nouveaux travaux sur de nouveaux remèdes contre cette même maladie? L'un extrait du quinquina de nouveaux alcaloïdes, tels que la cinchonine ou la cinchonidine ; l'autre vante l'arsenic ; celui-ci expérimente le phosphore, celui-là l'eucalyptus, la gentiane, l'olivier, la petite centaurée, etc., etc.

La raison de ce fait ne consiste pas seulement dans le désir

de faire neuf sinon meilleur, qui malheureusement dirige les
recherches de trop nombreux auteurs de cette fin de siècle. Il
faut, croyons-nous, attribuer la vraie cause de cette pléthore,
d'une part aux difficultés matérielles parfois insurmontables
que rencontre le médecin, soit pour se procurer la quinine,
soit pour la faire accepter par le malade ; d'autre part, aux
infidélités rares, mais indiscutables de la quinine dans certains cas.

Certes, dans les pays civilisés, où l'on a sous la main les
drogues usuelles, où l'on s'adresse à des gens sinon instruits,
doués au moins de l'intelligence pratique qui fait le sens commun, on se heurte rarement à l'obstacle des préjugés absur-
des ou des surprises d'approvisionnement. Mais, dans notre
colonie algérienne, nous en avons l'expérience, les médecins
ont souvent à compter avec des difficultés de cet ordre, que
soupçonnent à peine nos confrères de la métropole.

Il est une véritable conversion qu'il faut opérer chez l'Arabe
de la campagne, pour le décider à sortir de sa torpeur de fa-
taliste et de misérable. De plus, il n'aime pas la quinine et
la trouve trop chère ; à défaut d'autres raisons, celles-là suffi-
sent à son paresseux scepticisme, et il ne se soigne qu'à la
dernière extrémité, ou même pas du tout.

D'autre part, on sait qu'en Algérie la ténacité de l'intoxication palustre, l'intensité de ses manifestations, la désespé-
rante fréquence des rechutes, même chez les gens qui se soi-
gnent, commandent une thérapeutique spéciale. Les fiévreux
algériens sont obligés de faire de la quinine leur pain quotidien : petit à petit s'établit l'accoutumance ; il faut forcer la
dose sous peine de manquer le but. Mais alors surviennent

quelquefois de véritables accidents d'intoxication quinique ; et, même à ce prix, le résultat thérapeutique est-il, plus souvent qu'on ne le pense, incomplet ou même nul : le fiévreux s'est habitué à la quinine, comme Mithridate à ses poisons.

Il ne faut donc pas s'étonner de ce que nous surtout, médecins algériens, dont la clientèle se compose d'une énorme majorité de paludéens, nous apportions tout notre soin à la recherche des succédanés de la quinine et à l'étude de leur efficacité comparative. Aussi serons-nous doublement heureux, si nous arrivons à posséder un médicament qui présente, en outre d'une utilité thérapeutique incontestable, des avantages qu'on ne saurait dédaigner, tels qu'un approvisionnement facile, une préparation simple, un prix de revient insignifiant.

Le but de notre travail est de démontrer que le marrube satisfait à tous ces desiderata, réalise toutes ces conditions de succès.

L'idée nous a été suggérée par un de nos excellents maîtres et amis, M. le professeur Trabut, qui a d'ailleurs eu l'occasion d'expérimenter ce médicament sur de nombreux malades, dans le service de fiévreux qu'il détient avec la plus grande distinction à l'hôpital civil de Mustapha. Nos observations proviennent toutes de ce service.

Nombre de vues personnelles, présentées dans ce travail, nous ont été communiquées par notre savant Maître. Nous ne saurions trop le remercier d'une si généreuse amitié, et c'est en lui renouvelant l'assurance de notre entier dévouement que nous inscrivons le nom du Dr Trabut à la première page de notre thèse inaugurale.

Nous garderons aussi le souvenir de la bienveillance de nos Maîtres d'Alger, et, en particulier de M. le professeur E. Bruch, qui, durant notre long séjour comme interne dans son service de clinique chirurgicale, nous a fait largement profiter de sa haute compétence et jouir de son utile fréquentation.

Aux éminents professeurs de la Faculté de Montpellier, nous présentons enfin l'hommage de notre profonde reconnaissance, pour le précieux enseignement qu'ils nous ont donné, et, parmi eux, nous remercions tout spécialement le savant professeur d'histoire naturelle, M. Granel, pour l'honneur qu'il nous fait en acceptant la présidence du Jury de notre thèse.

LE MARRUBE

CONTRE

L'IMPALUDISME

CHAPITRE PREMIER

Historique et revue générale des usages thérapeutiques du marrube.

Comme la plupart des plantes médicinales, le marrube était connu des anciens. Les médecins de l'antiquité utilisaient surtout ses propriétés expectorantes et toniques. Alexandre de Tralles, Cœlius Aurelianus, Celse, vantaient beaucoup son efficacité dans les affections de poitrine, telles que la bronchite catarrhale, l'asthme humide, la bronchorrée, la pneumonie et la pleurésie chroniques. Ils prescrivaient dans ces cas le suc exprimé de marrube édulcoré avec du miel. Celse ajoutait à cette préparation de la térébenthine. Ils l'employaient aussi pour combattre l'action des poisons et la morsure des serpents. Enfin Celse ordonnait la décoction vineuse de marrube en applications sur la « pourriture des chairs. »

Sous le nom de frasion, qui n'est que la transcription du mot grec πρασιον, nous retrouvons le marrube dans les écrits des Arabes. Un auteur de la fin du XVII° siècle, Abd-er-Rezzag el Djezaïri, dit, au sujet de cette merveilleuse plante :

« Le frasion ou farassioûn, ou marryout, ou chou de montagne, ou chénâr, est encore appelé l'herbe aux chiens, parce que les chiens pissent dessus. Il dilate les obstructions du foie et de la rate ; il purifie la poitrine par l'expuition ; il est diurétique et emménagogue. Appliqué sur les tumeurs, il les résout. Son extrait, associé au miel et employé comme collyre, aiguise la vue. Employé comme errhin, il est utile contre l'ictère. Instillé dans l'oreille, il en calme les douleurs chroniques. Comme gargarisme, il est utile contre l'odontalgie. Il dilate le conduit auditif. Pris à petites doses avec du gingembre, il est utile contre les affections du foie ; on le remplace par les menthes et on le donne à la dose de trois drachmes (1). »

Nicolas Lémery, dans son *Dictionnaire universel des drogues simples* (1759), résume ainsi les propriétés du marrube : « Incisive, détersive, apéritive, cette plante est propre pour les obstructions de la rate, du foie, de la matrice, pour faciliter l'accouchement et la sortie de l'arrière-faix, pour résister au venin. »

Linné assure avoir fait cesser, par l'infusion de marrube, un ptyalisme survenu à la suite d'un traitement syphilitique et qui durait depuis plus d'un an.

Zacutus Lusitanus, Chomel, l'employaient contre toutes les affections chroniques du foie et de la rate ; Forestus, contre l'ictère non accompagné de douleur, de pléthore, ni de

---

(1) Abd-er-Rezzag, fils de Mohammed fils de Hammadoûch l'Algérien, vécut du XVII° au XVIII° siècle de notre ère. Il fit un pèlerinage à la Mecque en l'an 1130 de l'Hégyre, c'est-à-dire en 1717-18 de l'ère de J.-C. Il emprunte, pour son livre, aux auteurs suivants : Cheik-Daoud-el-Outaki, Ibn Kathar et Avicenne. (Kachef-er-Koumoûz, *Révélation des énigmes d'Abd-er-Rezzag el Djezaïri*, trad. par le Dʳ L. Leclerc, 1874.)

phlegmasie aiguë; Borelli, Lauge, Dehaën, Losecke, Freind, Haller, Pernel, Alibert, Cazin, ajoutaient, à cette liste déjà longue de maladies justiciables du marrube, la chlorose, la leucorrhée, l'aménorrhée de caractère atonique, l'hystérie, le scorbut, l'anasarque, l'infiltration séreuse du poumon, les scrofules, les dysenteries chroniques, etc.....

Et chaque auteur vantait une préparation pharmaceutique nouvelle. On donnait le marrube en infusion, en décoction, sous forme d'extrait aqueux ou alcoolique, de sirop, de suc exprimé, de conserve, de poudre, de vin, d'eau distillée, etc... On l'administrait, soit seul, soit associé à d'autres médicaments. C'est ainsi qu'il entre dans la composition de la fameuse thériaque d'Andromaque, des pilules d'Agaric de Charas, de l'*Hiera deacolocynthidos*, du sirop de marrube de Mesné..., etc.

On voit, en somme, avec quelle générosité les médecins d'autrefois accordaient aux simple les vertus les plus complexes. Aussi sommes-nous étonné de ne voir signalée que vers le milieu de ce siècle la propriété la plus utile du marrube, sinon la seule qu'on puisse légitimement lui reconnaître, celle dont nous nous occupons spécialement dans ce travail, à savoir la propriété de faire tomber la fièvre dans les pyrexies en général et dans l'intoxication palustre en particulier.

Il faut, en effet, arriver à l'année 1849 pour voir annoncer par Wauters le marrube comme un succédané du quinquina. Wauters le donnait en décoction concentrée, le matin à jeun, et en conseillait surtout l'usage dans les cas de fièvres anciennes, avec engorgement des viscères et état cachectique, ou bien après un long traitement par le quinquina; mais il considérait ce médicament comme nuisible chez les malades dont les voies digestives irritées ou enflammées n'auraient pu supporter l'action de cette plante amère et aromatique.

A peu près à la même époque, Thorel fit présenter par Bouchardat, à l'Académie des sciences, les résultats d'expériences qu'il avait faites sur quelques malades avec l'extrait alcoolique de marrube. Il prétendit, en outre, avoir extrait de la plante un principe immédiat qu'il appela la marrubiine, mais sur la nature de laquelle il ne donna que des renseignements insignifiants.

Voilà tout ce qu'on savait du marrube lorsque le professeur Trabut commença ses études et ses expériences sur les succédanés de la quinine, et sur le marrube en particulier. C'est en réalité à notre maître et ami que revient l'honneur de l'étude vraiment scientifique de ce médicament, que nous croyons avec lui appelé à rendre de grands services, non dans les mille et une affections contre lesquelles on l'administrait autrefois, mais seulement dans les manifestations aiguës de l'impaludisme. Le docteur Trabut a déjà publié, dans le *Bulletin médical de l'Algérie*, plusieurs mémoires sur ce sujet. Il continue encore ses expériences dans son service de l'hôpital civil de Mustapha, où il soigne plus de 500 fiévreux par an. A l'heure où nous écrivons, ses documents sont déjà nombreux et probants. Aussi a-t-il cru faire œuvre utile en nous conseillant de réunir dans un travail d'ensemble tout ce qu'on savait avant lui sur le marrube et les notions nouvelles dont il a doté lui-même la thérapeutique.

Certes, l'étude que nous présentons aujourd'hui ne saurait être complète, vu le peu de temps qui s'est écoulé depuis le début de ces expériences, vu surtout le peu de temps que nous pouvons actuellement consacrer à l'édification de cette thèse. Mais nous nous proposons, le docteur Trabut et moi, de continuer ces intéressantes recherches, qui nous paraissent présenter non seulement un intérêt scientifique, mais encore et surtout, une utilité pratique indéniable.

CHAPITRE II

Caractères botaniques physiques et chimiques

SYNONYMIE. — Πρασιον. *Frasion, Farassioun, Marriout, Merrouit, Chanar,* des Arabes. *Meriana,* des Kabyles. *Pratium album* Pline. *Marrubium vulgare* Linné. *Marrubium album vulgare* C. Bauh. Marrubium album J. Bauh. *White Horohund. Marienwurzel. Herbe vierge, Herbe aux chiens, Marrochemin, Chou de montagne, Marrube blanc, Marrube commun.*

ÉTYMOLOGIE. — Les uns font venir le mot marrube du mot hébreu marrobe, qui signifie suc amer.

D'autres, avec Stapel, le tirent du mot latin *marcidum* qui signifie *flétri,* parce que les feuilles du marrube sont en effet ridées, blanchâtres et comme flétries.

CLASSIFICATION. — Labiées-stachydées. Fam. nat. — Didynamie gymnospermie, Linné.

DESCRIPTION BOTANIQUE. — Le marrube est une plante herbacée, vivace, qui atteint 50 à 60 centimètres de hauteur. Les racines sont ligneuses, fibrées. Les tiges, quadrangulaires, rectilignes, dures, présentent une teinte blanchâtre et un revêtement cotonneux qui apparaît au microscope formé par de nombreux poils, les uns petits et ramifiés, non glanduleux, les autres plus gros et contenant la glande à essence. Les feuilles sont portées sur un pétiole canaliculé, d'autant plus long qu'elles sont plus inférieures ; elles sont opposées, décussées, épaisses, blanchâtres, duvetées à leur face supérieure, recouvertes de poils blancs à leur face inférieure, de forme ovale arrondie, inégalement crénelées. Les fleurs, blanches, nombreuses, de petites dimensions, sont disposées dans l'aisselle des feuilles en glomérules serrés formant un long épi interrompu ; de mai à octobre, on observe des bractées sétacées et velues. Le calice est tomenteux, tubuleux, à dix dents sétacées, crochues au sommet, dont cinq plus grandes alternativement, très étalées à l'époque de la maturité. La corolle est blanche et forme deux lèvres inégales ; la supérieure, presque rectiligne, est divisée en deux lobes presque jusqu'en son milieu ; l'inférieure, réfléchie, plus large, se compose de trois lobes dont les deux latéraux sont souvent plus petits que le médian, et quelquefois manquent complètement. Les étamines, au nombre de quatre, sont didynames, incluses et disposées sous la lèvre supérieure.

L'ovaire, quadriloculaire, est surmonté d'un style simple terminé par un stigmate bifide. Le fruit est formé par quatre graines à albumen peu abondant, nues, oblongues, cachées au fond du calice persistant et dont l'entrée est fermée par des poils.

Propriétés physiques. — Le marrube, surtout quand on froisse des feuilles fraîches, exhale une odeur assez forte, aromatique, légèrement musquée. La saveur en est amère, nauséeuse, un peu âcre. L'odeur et l'amertume sont beaucoup plus sensibles avec un extrait alcoolique qu'avec un extrait aqueux.

Propriétés chimiques. — Comme presque toutes les labiées, le marrube contient une huile essentielle, volatile, et un principe amer. L'analyse chimique y décèle en outre un tannin. Thorel en a extrait un principe immédiat, la marrubiine, qui jouirait de propriétés basiques (?). Quelques auteurs ont repris dernièrement ces recherches ; nous les résumerons plus loin. En versant dans une infusion aqueuse de marrube un peu de sulfate de fer, on obtient une coloration brune comme avec la noix de galle ; Freind affirme dans son *Emménologie,* que le sang auquel on mêle l'infusion de cette plante devient plus vermeil et plus fluide (??).

GÉOGRAPHIE, CULTURE ET RÉCOLTE. — Le marrube croit surtout en Europe et dans toute la région méditerranéenne. On le trouve partout en Algérie, dans les lieux incultes, mêlé aux décombres le long des murs, sur les bords des grandes routes. Il vient dans tous les sols. Il se propage par éclats de pied qu'il faudrait planter à la fin de l'hiver ; mais il est si commun à l'état sauvage qu'on n'en fait pas de culture spéciale. On n'en utilise guère que les feuilles et les sommités.

CHAPITRE III

Action physiologique et thérapeutique

Nous avons déjà dit, dans notre revue générale des usages thérapeutiques du marrube, combien trop on avait exalté les propriétés médicinales de cette plante. Cependant, pour ne pas vouloir en faire une panacée universelle, il ne faudrait pas tomber dans l'excès contraire et lui refuser toute espèce de valeur.

Il est en effet hors de doute que le marrube possède une action tonique et stimulante très appréciable. Comme la plupart des labiées aromatiques, et en particulier l'hysope, le pouliot, le lierre terrestre, il excite la nutrition générale, il donne au cœur un coup de fouet qui augmente le nombre des battements cardiaques et élève la pression sanguine. De plus, comme tous les astringents et amers en général, peut-il exercer une action assez intense sur la contractilité utérine, et, par la suite, favoriser la délivrance (ceci expliquerait son usage chez les anciens) ?

Comme conséquence directe de cette augmentation de la tension sanguine, il résulte une exagération du fonctionnement du rein et de la peau. Il ne faut donc pas s'étonner de ce que le marrube ait été prôné comme diurétique et comme diaphorétique.

Nous pouvons expliquer de la même façon cette autre propriété du marrube que les anciens connaissaient et utilisaient entre toutes, la propriété de favoriser l'expectoration. Nous savons aussi que les plantes aromatiques et à tannin, en général, possèdent un pouvoir antiseptique manifeste. Pour ces deux raisons, les anciens mettaient à profit le marrube quand ils voulaient modifier et tarir les vieilles sécrétions bronchiques et pulmonaires, comme c'est le cas dans le catarrhe, la bronchectasie, la phtisie même.

A vrai dire, nous ne blâmons pas la pratique des anciens, ou plutôt nous ne trouvons exagérée l'estime qu'ils avaient pour le marrube, que parce que nous avons actuellement à notre disposition des médicaments plus actifs que lui. Gardons-nous donc bien d'oublier ou de méconnaître les indications que le marrube peut trouver dans toutes les maladies atoniques, chaque fois qu'il s'agit de relever la nutrition défaillante générale ou locale.

Mais ne nous attardons pas à discuter l'efficacité du marrube contre les maladies qui ne nous intéressent pas directement ici. Recherchons seulement quelles armes il peut nous fournir contre l'impaludisme, comment et pourquoi il peut nous être utile dans la thérapeutique d'une des plus rebelles intoxications.

Et d'abord, le marrube jouit-il d'un pouvoir antithermique réel? Il suffit de jeter un coup d'œil sur les tableaux de la température de nos malades pour se convaincre de l'efficacité constante de ce médicament.

Toujours, et quel que soit le type que réalisent les accès, quelle que soit leur intensité, quelles que soient la fréquence et la durée des atteintes antérieures, toujours la fièvre tombe.

On comprend que, suivant les cas, ce résultat se fasse plus ou moins attendre. Rarement les accès se suppriment dès les deux ou trois premiers jours de traitement; on observe cette heureuse terminaison dans les cas bénins, où les accès ont apparu pour la première fois depuis quelques jours seulement, chez des gens robustes et vigoureux.

D'habitude, l'action du marrube ne commence à se faire sentir que deux ou trois jours après le début du traitement. Un trait qui nous frappe tout de suite dans un grand nombre d'observations, c'est le changement de type. Tel malade, par exemple, qui avait des accès quotidiens depuis un mois, aura pendant quelques jours une fièvre tierce, ou une fièvre quarte ; aussi bien le type quotidien reparaîtra ... Bref, les accès perdent complètement leur régularité typique.

Mais ils ne deviennent pas seulement capricieux au point de vue de l'heure et du jour de leur apparition ; on observe les variations les plus bizarres dans l'élévation thermique comparative de plusieurs accès successifs. Un malade qui avait eu 38° avant-hier montera à 40° aujourd'hui. Cependant c'est ordinairement l'inverse qui se produit : les clochers thermiques s'abaissent peu à peu, les oscillations du matin au soir perdent de leur ampleur, la température se régularise, tend à s'uniformiser et finalement descend et se maintient à la normale et même un peu au-dessous.

Comme on peut le prévoir, la rapidité et l'intensité de l'action du médicament restent subordonnées aux doses que l'on emploie. Il semble même, d'après les tracés de température que nous avons sous les yeux, que, si l'on administre des doses insuffisantes, on obtienne l'effet contraire de celui qu'on attendait, c'est-à-dire une ascension thermique plus grande que les précédentes. N'y aurait-il pas lieu de penser alors que les hématozoaires ont reçu du marrube une simple provocation excitant leur vitalité, exaspérant leur virulence, au lieu d'être détruits ou tout au moins stupéfiés, immobilisés par le poison ?

Le succès du traitement par le marrube dépend aussi de la forme pharmaceutique sous laquelle on l'administre. Ainsi à doses égales de feuilles de marrube, l'extrait alcoolique, le vin sont bien plus actifs que l'extrait aqueux. Il suffit pour s'en rendre compte de lire nos observations et de se reporter à nos tracés thermiques. Cela tient évidemment à ce que le principe actif, la marrubiine (?) est soluble dans l'alcool, tandis qu'il ne se dissout que très peu ou même pas du tout dans l'eau.

Parfois et malgré tout, le marrube ne donne que des résultats faibles ou même nuls. Mais cette infidélité de notre médicament ne s'observe que très rarement et dans les cas très anciens exceptionnellement graves ou compliqués d'une affection intercurrente aiguë ou chronique. C'est alors qu'il convient de ne pas s'entêter à l'employer isolément, et qu'il faut lui associer plusieurs autres remèdes qui peut-être seront plus actifs ou plus appropriés à l'affection concomitante.

En dehors de la fièvre, le marrube ne possède pas une action bien nette sur la température. Nous n'avons pas observé de perturbations notables; mais il rend les plus grands services par ses propriétés toniques et stimulantes. C'est aussi un bon antiseptique intestinal et un cholagogue utile dans les cas presque constants où il y a en même temps de l'embarras gastrique. Aussi ferait-on bien de l'ordonner, soit comme préventif, soit comme eutrophique, chez les récidivistes de la fièvre ou les cachectiques avancés.

Nous n'avons jamais observé d'effets toxiques, même aux doses massives de 300 grammes de feuilles. L'unique inconvénient de ces préparations consiste dans leur amertume; mais nos malades s'y habituent très vite, d'autant plus vite que cette médication s'adresse surtout chez nous à une certaine catégorie de travailleurs auxquels une bonne dose de vin blanc, même amer, ne répugne pas longtemps.

CHAPITRE IV

Indications et modes d'emploi

Dans quels cas peut-on employer le marrube ?

D'abord quand on n'a pas de quinine. Ce contre-temps arrive souvent, surtout au médecin de colonisation, appelé à porter les secours de son art à plusieurs lieues de tout centre et qui peut, à un moment de véritable épidémie paludique, n'avoir, même chez lui, qu'une provision insuffisante de qui-nine. Il peut lui arriver, dis-je, d'être appelé à l'improviste dans une habitation éloignée de la sienne, pour un cas très grave, nécessitant, le jour même, une intervention thérapeu-tique active. Dans ces deux cas, il sera bien heureux de n'a-voir qu'à cueillir, sur le premier mur voisin, où sur les bords d'un chemin, une poignée de feuilles de marrube, qu'il pourra donner immédiatement à son malade, en infusion vineuse.

Il nous arrive aussi fréquemment de ne pouvoir donner de la quinine, parce que les malades refusent catégoriquement d'en prendre, soit par répugnance, soit par avarice, soit par scepticisme, soit par un entêtement brutal et sans motifs. Le marrube sera plus facilement accepté.

Quelquefois la quinine n'est pas supportée. On a noté des idiosyncrasies rebelles pour ce médicament comme pour les autres. Certains malades ont, à la moindre dose de quinine, de véritables symptômes d'empoisonnement, où tout au moins des accidents pénibles, des bourdonnements d'oreilles inten-ses, de la céphalée, des vomissements, ou même une surélé-vation inattendue de la température, etc... Chez d'autres, on sera obligé de suspendre ou même d'abandonner la quinine, parce que, pour qu'elle fût efficace, il faudrait élever les doses à un chiffre dangereux.

Chez les vieux paludéens, on note aussi fréquemment à la longue une véritable *indifférence* de l'organisme à l'égard de la quinine. Même à des doses considérables, la quinine ne produit plus aucun effet : il faut changer de remède. Dans toutes ces circonstances, le marrube peut rendre de grands services.

D'ailleurs, l'action antithermique du marrube se fait sentir dans tous les cas, quels que soient le type de la fièvre, la date des premières manifestations, la durée et l'intensité des accès.

Il faut commencer le traitement le plus tôt possible. Quant à la dose qu'on peut administrer dès le début, elle varie avec l'intensité de la maladie. Les principaux éléments de cette appréciation sont les suivants : le nombre des atteintes antérieures, leur violence, leur durée, le traitement employé, enfin l'état général. Pour fixer les idées, nous pouvons proposer comme moyennes les chiffres suivants : 100 grammes de vin de marrube dans les cas bénins, 150 grammes dans les cas moyens, 200 grammes dans les cas graves.

Le traitement est dirigé ensuite suivant l'effet obtenu chaque jour. L'action du marrube ne se faisant sentir que le lendemain ou le surlendemain, il est bon, quand on veut forcer la dose pour juguler un accès prévu, de le faire dès la veille ou l'avant-veille.

Lorsqu'on s'aperçoit qu'on va se rendre maître des accès, c'est-à-dire lorsque les poussées fébriles deviennent insignifiantes, il faut bien se garder de diminuer les doses ou même de cesser l'administration du marrube : un accès plus violent que les précédents ne manquerait pas de punir ce cri de victoire prématuré. On doit, au contraire, à ce moment, augmenter la dose pendant quelques jours. On ne sera en droit de la diminuer que lorsqu'il sera bien avéré, de par le thermo-

mètre, que les accès ont, au moins provisoirement, disparu.
Et alors, ne faudra-t-il encore abaisser la dose de médicament
qu'avec une extrême prudence, par degrés lentement descen-
dants. On ne pourra déclarer le malade guéri qu'après avoir
constaté, pendant une semaine au minimum, que la température ne s'est pas élevée au-dessus de 37°.

Telle est la conduite thérapeutique que nous proposons
d'après nos observations personnelles. Nous ne voudrions pas
néanmoins paraître trop exclusiviste à l'égard des autres médicaments antipaludiques. Le traitement ne devra pas se bor-
ner rigoureusement à l'administration du marrube seul dans
tous les cas.

Le plus souvent on fera bien de prescrire un purgatif dès
le début. M. le Dr Trabut ordonne habituellement 0 gr. 50
à 1 gramme de calomel.

Chez les anémiques, les préparations ferrugineuses, l'arséniate de fer en particulier, sont tout à fait indiqués.

Dans les cas de cachexie avancée, avec hypertrophie des
viscères, l'iode sera parfaitement de mise. Un élixir de marrube iodé, facile à prescrire magistralement à doses conve-
nables, donne des résultats très appréciables.

Enfin, il est des cas exceptionnellement graves où l'associa-
tion au marrube de plusieurs médicaments, la quinine en particulier, ne sera pas de trop pour permettre de juguler des
ascensions thermiques inquiétantes. On pourra instituer le
traitement de la façon suivante : un jour de quinine, un ou
deux jours de marrube, puis un jour de quinine, trois ou quatre jours de marrube, et ainsi de suite. Ces faits résultent de
l'expérience personnelle de M. Trabut. En outre du marrube
et de la quinine, on pourra enfin avoir, dans des cas spé-
ciaux, recours aux antiseptiques internes ordinaires, et de
préférence au salol et aux naphtols.

CHAPITRE V

Pharmacologie

Le marrube, avons-nous dit, était prescrit sous les formes les plus diverses à l'intérieur et à l'extérieur. Il est resté remède populaire soit en poudre, soit en fumigations, soit comme base de tisanes, mieux nommées apozèmes. Mais les doses ordinairement usitées et le choix du véhicule nous permettent de croire que, ses *propriétés stimulantes d'amer et d'aromatique mises à part*, ses prétendus succès devaient plutôt être attribués à l'évolution spontanée des maladies, à l'autosuggestion peut-être, et que dans la majorité des cas on ne faisait, en l'employant, que de l'expectation dissimulée.

En découvrant la marrubiine, Thorel put ouvrir à la thérapeutique une voie nouvelle. Mais cet auteur, lui attribuant une trop grande activité, l'employa à des doses trop faibles, et n'obtint que des résultats douteux....

Bref, le marrube n'était plus qu'un médicament presque inconnu et inusité, lorsque le docteur Trabut en fit une étude vraiment scientifique. Se fondant sur l'insolubilité de la marrubiine dans l'eau, il fit choix de véhicules alcooliques. En outre, persuadé bientôt que les insuccès de Thorel et de quelques autres expérimentateurs étaient dus simplement à leur pusillanimité, il administra cette drogue à des doses progressivement croissantes, pour arriver enfin à la détermination exacte des quantités actives.

C'est ainsi que, dans l'essai à l'extrait hydro-alcoolique solide, il débuta par les doses de 2, 5, 10 grammes, pour arriver à 20 et même 30 grammes, soit 15 à 20 fois les quantités indiquées par Thorel.

Mais bientôt le coût élevé de cette drogue, et la difficulté
de se la procurer, le firent lui substituer les solutions concentrées. Il choisit alors une macération alcoolique dont le véhicule fut longtemps un mélange à parties égales d'eau-de-vie
de marc et d'eau, que les malades absorbaient assez facilement, et auxquels ils avaient donné le nom « d'Amer Picon ».
Mais l'*Amer Picon du café Maure* (c'est ainsi qu'ils avaient
baptisé l'une des salles) eut, à un moment donné, *trop de succès*, et il en résulta certains inconvénients pour les dipso-
manes du service.

On lui substitua alors le vin de marrube, aussi chargé, aussi
actif, mais de teneur alcoolique moindre ; on l'obtient en faisant macérer 1,200 grammes de feuilles de marrube dans une
quantité suffisante de vin blanc pour obtenir par expression,
un litre de solution. Celle-ci est administrée au moment de la
visite, à la dose d'un demi-verre ou d'un grand verre, soit
120 à 250 grammes, correspondant à 150 ou 300 grammes de
plante sèche.

Les formes pratiques sous lesquelles on peut administrer
le marrube sont : le vin, l'extrait hydro-alcoolique et l'extrait
fluide.

Vin de marrube. — Prendre 1000 grammes de feuilles sè-
ches de marrube, et 1200 grammes de vin blanc. Faire macérer pendant huit jours, presser et ajouter q. s. de vin blanc
pour compléter 1 kilog., filtrer Ce vin représente son poids
de drogue.

Extrait hydro-alcoolique. — On le prépare comme l'extrait de quinquina jaune non repris par l'eau. Le rendement
est de 20 pour 100.

Extrait fluide. — On peut, pour l'usage courant d'un service, préparer un extrait fluide suffisant, par la lixiviation en
série.

1° Un kilogramme de feuilles de marrube suffisamment ténues est placé dans un appareil à déplacement et lixivié suivant les règles ordinaires jusqu'à obtention d'un litre de teinture. (On emploie l'alcool à 15 degrés, litre d'un vin de degré élevé). Le litre mis à part, l'opération se continue donnant un second, puis un troisième, un quatrième, un cinquième litre. Chaque litre recueilli séparément est numéroté dans l'ordre où il a été obtenu. Numéros 1, 2, 3, 4, 5.

2° Un kilogramme de marrube est lixivié comme ci-dessus, à l'aide des solutions numérotées précédemment. Le n° 2 devient un n° 1 plus chargé que le précédent, etc. Le n° 1 obtenu dans cette seconde opération est suffisamment concentré dans l'espèce (le n° 3 est presque insipide) pour être employé sous le nom d'extrait fluide. On le donne aux mêmes doses que le vin.

Ce mode opératoire présente de sérieux avantages au point de vue du coût et du temps nécessaire à la préparation du produit. Il suffit d'avoir en train la série des teintures pour renouveler en quelques heures sa provision.

Marrubiine. — Nous n'avons pas fait d'étude spéciale de ce principe actif isolément. Nous nous bornons à résumer ce qui a été publié à son sujet.

1° A. Kromayer (*Arch. der Pharm.*, t. CVIII, p. 257, *in* Wurtz, *Dict. Chimie*). Le marrube traité par l'eau bouillante est épuisé par des infusions successives.

Les liqueurs sont concentrées, additionnées de charbon animal ; ce charbon, lavé à l'eau froide, séché, est traité par l'alcool à la température de l'ébullition. Les solutions alcooliques sont évaporées à siccité, le résidu lavé à l'eau est redissous dans l'alcool. On ajoute à ce liquide assez d'eau pour provoquer un trouble apparent, puis on précipite par l'acétate de plomb et on filtre.

La liqueur est débarrassée du plomb par un courant d'hydrogène sulfuré, séparée du précipité de sulfure; elle abandonne par évaporation lente des gouttes huileuses brunâtres, qui, séparées de l'eau mère, se solidifient. La masse solide contient la marrubiine sous deux états : amorphe et cristallisée.

2° Harms (*Arch. der Pharm.*, t. CXVI, p. 141) traite trois fois la plante par l'eau bouillante, évapore à consistance syrupeuse, traite le résidu par l'alcool.

La solution alcoolique additionnée de sel marin, est agitée avec un tiers de son volume d'éther : celui-ci dissout la marrubiine et l'abandonne par évaporation.

25 *livres* de plantes donnent ainsi *deux* grammes de marrubiine.

3° Hertel (*The American Journal of Pharm.*, juin 1890, p. 273, in *Journal de pharm. et de chimie*, 1890) remarque que la marrubiine se dépose spontanément sous forme de cristaux qu'il a pu recueillir pendant la préparation de l'extrait hydro-alcoolique.

Propriétés. — Impurs, légère coloration ja... Purifiés par recristallisation dans l'alcool, aiguilles blanches. Très solubles dans l'éther. Peu solubles dans l'eau. Insolubles dans la benzine. Solubles dans l'alcool, d'où le sous-acétate de plomb ne les précipite pas ; sans action sur la liqueur de Felhing.

Les réactifs des alcaloïdes ne les précipitent pas.

M. Hertel a constaté que, dans la préparation de l'extrait, 3 k. 500 de marrube, ont laissé déposer *30 grammes* de cristaux ; il dit en obtenir davantage en traitant l'extrait par l'acétate de plomb, précipitant le liquide par H S, filtrant, concentrant la liqueur, reprenant par l'alcool, etc., etc., pour obtenir des cristaux purifiés. Le rendement, d'après cet auteur, serait donc égal ou supérieur à 1 pour 100.

CHAPITRE VI

OBSERVATIONS

Observation Première

X..., trente-cinq ans, journalier, né au Sénégal, entré le 1er décembre 1893, à l'hôpital civil de Mustapha, salle Broussais, n° 39.

Il se trouvait au Sénégal, dans la région du Haut-Fleuve, en 1883, lorsqu'il ressentit la première atteinte de malaria. Ses accès revêtirent le type quotidien et présentèrent un caractère pernicieux très grave, avec céphalalgie violente et délire. Il fut traité par les injections de quinine pendant quatre mois. Au bout de ce temps, il entra à l'hôpital de Saint-Louis, où on le traita encore par la quinine. Les accès prirent alors le type tierce pendant quinze jours, puis le type quarte pendant un mois. Provisoirement guéri, il vint en France, mais fut repris par les fièvres intermittentes à intervalles éloignés. Il y a cinq ans, cet homme vient en Algérie, à Bouïra. Nouvelle récidive du type tierce, les accès se reproduisant régulièrement à 4 heures du soir. Il a une nouvelle rechute depuis huit jours sous la forme tierce. A son entrée à l'hôpital, il a l'aspect caractéristique du paludéen de longue date : face terreuse, amaigrissement considérable, ventre ballonné, foie et rate très hypertrophiés.

1er décembre. — Calomel, 0,75. Vin de marrube, 150 grammes. Accès très violent vers 4 heures du soir. Température à 39°2.

2. — Vin de marrube, 150 grammes. Températures voisines de 37°.

3. — Vin de marrube, 150 grammes. Accès intense, moins cependant que celui d'avant-hier : Température à 38°8.

4. — Vin de marrube, 150 grammes. Température à peine au-dessus de 37°.

5. — Vin de marrube, 150 grammes. Accès presque insignifiant. Température à 37°8.

Du 6 au 9. — Vin de marrube, 150 grammes. La température oscille autour de 37° sans accès.

Du 10 au 19. — Vin de marrube, 100 grammes. Pas d'accès. La température se régularise en se maintenant au-dessous de 37°. Le malade sort guéri de ses accès.

Observation II

X..., trente-trois ans, marchand ambulant, né à la Maison-Carrée, entré le 7 décembre 1893, à l'hôpital civil de Mustapha, salle Broussais, n° 17.

Il eut les fièvres pour la première fois, à la Maison-Carrée, il y a trois ans. Les accès, du type quotidien, disparurent sous l'influence de la quinine. L'année dernière, à la même époque, une rechute se produisit, toujours sous la forme quotidienne. Le malade se rappelle avoir eu les jambes enflées. Cette année, nouvelle récidive, mais avec le type tierce. Avant son entrée à l'hôpital, la température s'élevait haut pendant l'accès. Le foie est gros ; la rate, légèrement hypertrophiée, et sensible à la pression. Aux deux poumons on trouve des râles de bronchite.

7 décembre. — Deux capsules de terpinol; calomel à 0,75 ; vin de marrube 100 grammes. T. : soir, 37°5.

8. — Vin de marrube 100 grammes. Accès assez violent, avec température à 38°9.

9. — Vin de marrube 200 grammes. Apyrexie.

10. — Vin de marrube 200 grammes. Accès plus fort que le précédent. Température à 39°1.

11. — Vin de marrube 200 grammes. T. : matin, 37°1 ; soir, 37°9.

12. — Vin de marrube 200 grammes. Accès insignifiant. Température à 38°.

13. — Vin de marrube 200 grammes. Apyrexie.

Du 14 au 17. — Vin de marrube 100 grammes. Température voisine et au-dessous de 37°.

Du 18 au 20. — Vin de marrube 200 grammes. La température reste autour de 37°. Le malade sort guéri.

Observation III

Serrahoùn, trente ans, journalier, né à la Maison-Carrée, entré le 14 novembre 1893, à l'hôpital civil de Mustapha, salle Broussais, n° 22.

Il eut pour la première fois les fièvres, il y a deux ans, à la Maison-Carrée. Elles durèrent trois mois, en affectant le type quotidien. Les accès étaient assez violents. Ils reparurent, il y a un an, le malade se trouvant encore à la Maison-Carrée. Cette récidive dura deux mois : cette fois, c'était le type quarte. Depuis un mois et demi, les accès ont reparu à nouveau, d'abord quotidiens, venant vers onze heures du matin, puis sous la forme quarte, et vers deux heures de l'après-midi. La température atteignait 39 à 40°. État général passable.

14 novembre. — Accès vers deux heures du soir. Température à 38°4.

15. — Calomel à 0,75. Extrait aqueux de marrube 20 grammes. T. : soir, 38°1.

16. Extrait aqueux de marrube 20 grammes. Pas de fièvre.

17. — Extrait aqueux de marrube 20 grammes. Accès semblable au premier. Température à 38°2 pendant l'accès.

18. — Extrait aqueux de marrube 20 grammes. Même indications de température que les jours intercalaires précédents.

Du 19 au 30. — Vin de marrube 150 grammes. La température se maintient autour de 37°, avec tendance progressive à la baisse.

Du 1er au 4 décembre. — Vin de marrube à 100 grammes. La température tombe et se régularise entre 36° et 36°4.

Observation IV

Ahmed ben Mustapha, journalier, vingt-huit ans, né à Oued-el-Alleng, entré le 16 novembre 1893 à l'hôpital civil de Mustapha, salle Broussais, n° 6.

Cet homme a eu les fièvres, pour la première fois, il y a quatre ans, à la Maison-Carrée. Elles durèrent un mois et demi, et affectèrent le type quotidien. Les accès reparurent, il y a trois ans, sous la même forme et durèrent deux mois. Nouvelle rechute, il y a deux ans, et depuis lors nombreuses récidives à intervalles irréguliers, mais toujours revêtant le type tierce. Le début de la rechute actuelle remonte à un mois et demi. Les accès apparaissent tous les deux jours vers midi et sont assez violents. Le malade n'est jamais allé à l'hôpital et n'a jamais pris de quinine. Aussi, malgré son âge, sa constitution est loin de paraître excellente, bien qu'il ne soit pas encore arrivé à la période cachectique.

16 novembre. — Calomel, 0,75; vin de marrube, 150 grammes. Température au-dessus de 37°.

17. — Vin de marrube, 150 grammes. Accès assez violent. Température à 37°8.

18. — Vin de marrube, 150 grammes. Pas de fièvre.

19. — Vin de marrube, 150 grammes. Accès encore plus violent que le précédent. Température à 38°4.

20. — Vin de marrube, 150 grammes. Apyrexie.

21. — Vin de marrube, 150 grammes. Accès moins fort que le précédent. Température à 38°2.

22, 23, 24. — Vin de marrube, 150 grammes. Pas de fièvre. La température descend progressivement autour de 37°.

25. — Pas de marrube. Pas de fièvre, mais tendance légère à l'ascension.

26, 27. — Vin de marrube, 150 grammes. Pas d'accès, mais la tendance à l'élévation de la température s'accentue.

28. — Vin de marrube, 200 grammes. La température baisse au-dessous de 36°5.

29. — Vin de marrube, 200 grammes. Accès vers deux heures de l'après-midi, court et peu intense. Température à 37°9.

Du 30 novembre au 5 décembre. — Vin de marrube, 150 grammes. La température descend rapidement au-dessous de 37° et le malade sort guéri.

Observation V

Ali-ben-Ahmed, trente-neuf ans, porteur d'eau, né à Laghouat, entré à l'hôpital civil de Mustapha, salle Broussais, n° 24, le 9 octobre 1893.

C'est là la première fois qu'il a les fièvres.

Elles affectent le type quarte. Il y a quinze jours qu'elles ont débuté. Le malade n'a encore suivi aucun traitement. C'est un homme vigoureux, à état général excellent. Pas d'hypertrophie du foie ni de la rate. Pas d'anémie.

9 octobre. — Vers minuit, accès violent durant deux heures, avec grand frisson, puis face vultueuse, pouls bondissant, sensation mordicante à la peau, température pendant l'accès à 39°.

10. — Calomel, 0,75. Vin de Marrube, 60 grammes. Apyrexie.

11. — Vin de marrube, 100 grammes. Un accès encore plus intense que celui d'avant-hier est survenu vers deux heures du matin; la température est montée à 39°4.

12. — Vin de marrube, 100 grammes. Température autour de 37°.

13. — Vin de Marrube, 100 grammes. Accès plus bénin que les précédents. Température à 38°5.

14. — Vin de marrube, 150 grammes.

15. — Vin de marrube, 100 grammes.

16. — Vin de marrube, 150 grammes. Accès presque insignifiant. Température à 37°8.

17. — Vin de marrube, 150 grammes.

18. — Vin de marrube, 100 grammes.

19. — Vin de marrube, 100 grammes. Accès plus fort que le précédent. Température à 38°3.

20, 21. — Vin de marrube, 150 grammes.

22, 23, 24. — Vin de marrube, 100 grammes. Température voisine de 37°.

25, 26, 27. — Vin de marrube, 60 grammes. Température oscillant autour de 36°5.

28. — Le malade sort guéri.

Observation VI

P... (E.), trente-trois ans, né à Arbin (Savoie), entré le 10 novembre 1893 à l'hôpital civil de Mustapha, salle Broussais, n° 37.

Frère mort d'une fluxion de poitrine à quarante-deux ans. À l'âge de deux ans, le malade a eu la variole.

Venu en Algérie en mai 1892, il habite successivement Bône, puis Penthièvre; c'est dans cette dernière localité qu'il contracte les fièvres, en fin mai 1893. Les accès étaient quotidiens et ils durèrent un mois.

Ils ont reparu dans la suite à intervalles indéterminés, tous les quinze jours environ. Avant son entrée à l'hôpital, le malade avait, dit-il, des fièvres à type tierce, avec température pendant l'accès, variant de 39° à 39°5. Il a été traité par le sulfate de quinine aux doses de 1 gramme à 1 gr. 50 par jour.

11 novembre. — Calomel, 0,75. Vin de marrube, 100 grammes. Température à 37°2.

12. — Vin de marrube, 100 grammes. Accès d'une violence extrême avec grand frisson durant plus d'une demi-heure, et température s'élevant de 36°2 à 39°9.

13. — Vin de marrube, 150 grammes. La température, tombée le matin à 36°3, monte le soir à 37°4.

14. — Vin de marrube, 150 grammes. T.: matin, 37°2; soir, 37°4.

Du 15 au 18. — Vin de marrube, 150 grammes. La température tombe et reste entre 36° et 36°5.

19. — La préparation habituelle du vin de marrube venant à manquer, on administre de l'extrait aqueux à la dose de 20 grammes. L'apyrexie persiste.

20. — Extrait aqueux de marrube, 20 grammes. La température s'élève à 37°2 le matin, à 37°8 le soir, et il se produit un petit accès.

21. — Extrait aqueux de marrube, 20 grammes. T.: matin, 36°3; soir, 36°5.

22. — Vin de marrube, 150 grammes. Comme avant-hier, la température s'élève durant toute la journée; elle est à 37°3 le matin, à 38°1 le soir, pendant un accès d'intensité à peu près égale à celle du précédent.

23, 24. — Vin de marrube, 150 grammes. Température oscillant du matin au soir entre 36°2 et 37°7 sans véritable accès.

25. — Vin de marrube, 150 grammes. La température tend à descendre encore.

Du 26 au 29. — Vin de marrube, 100 grammes. La température se régularise et n'oscille plus qu'entre 36° et 36°5.

Du 30 novembre au 5 décembre. — Vin de marrube, 50 grammes. L'apyrexie persiste. Le malade reste encore quelques jours à l'hôpital, et en sort guéri de ses accès.

Observation VII

Messaoud ben Rabah, quarante ans, marchand ambulant, né à Biskra, entré le 16 novembre 1893 à l'hôpital civil de Mustapha, salle Broussais, n° 29.

Il y a quatre ans, le malade a eu le choléra. Sa première atteinte de paludisme remonte à cinq mois (Sebaou, Corso, Maison-Carrée). Les accès durèrent un mois, pendant lequel ils revêtirent le type quotidien. Ils ont reparu au commencement de novembre. Il a été soigné d'abord par le médecin de la Maison-Carrée. Durant les jours qui ont précédé son entrée à l'hôpital, le thermomètre a accusé, pendant l'accès quotidien, 39°8 38°, 37°6. L'état général paraît assez bon. Les viscères ne sont pas hypertrophiés.

16 novembre. — Calomel, 0,75. Vin de marrube, 150 grammes. Accès franc de moyenne intensité. Température à 38°2.

17, 18. — Vin de marrube, 150 grammes. Température au-dessous de 37°.

19. — Vin de marrube, 150 grammes. Accès violent. Température à 38°4.

20. — Vin de marrube, 150 grammes. Nouvel accès, bien moins fort que celui d'hier. T.: 37°5.

21, 22, 23. — Extrait aqueux de marrube, 20 grammes. Température oscillant régulièrement entre 36° et 36°5.

Du 24 au 27.— Vin de marrube, 100 grammes. L'apyrexie persiste, mais les oscillations du matin au soir s'amplifient.

28. — Vin de marrube, 200 grammes. Accès franc, de moyenne violence comme les premiers. La température monte de 36°1 à 38°.

29.—Quinine, 0,50. Vin de marrube, 200 grammes. Accès plus violent que tous les précédents. La température s'élève, de 36°3 le matin à 38°7 vers cinq heures de l'après-midi.

30. — Vin de marrube, 200 grammes. Accès analogue à celui d'avant-hier. La température est à 37° le matin, à 37°8 le soir pendant l'accès.

1er décembre. — Vin de marrube, 200 grammes. La température descend au-dessous de 37°.

Du 2 au 7. — Vin de marrube, 150 grammes. La température reste entre 36°7 et 36°5.

Le malade sort guéri de ses fièvres.

Observation VIII

G...(Étienne), vingt-trois ans, tapissier, né à Milianah, entré le 2 octobre 1893 à l'hôpital civil de Mustapha, salle Broussais, n° 39.

Père et mère bien portants. En 1888, il contracta les fièvres à Milianah ou aux environs. Les accès revenaient tous les jours. Ils ne cédèrent à la quinine qu'au bout de deux mois. Il y a cinq mois, il habitait Oued-el-Alleng lorsqu'il survint une récidive. Les accès, d'abord quotidiens, prirent ensuite le type tierce. Le traitement par la quinine en eut de nouveau raison. Mais, il y a trois mois, le malade commença à ressentir des palpitations. Le 26 septembre, les fièvres ont reparu avec le type tierce. La température pendant l'accès est

3

descendue de 39° à 38°5, le malade ayant été soigné en ville pendant quelques jours. A son entrée à l'hôpital, ce jeune homme est en pleine cachexie palustre : Il a le teint terreux ; son foie et sa rate sont hypertrophiés ; il est très maigre et profondément anémique ; ses carotides font entendre le souffle caractéristique. L'analyse des urines y décèle une petite quantité d'albumine.

3 octobre. — Dès son entrée et durant tout son séjour à l'hôpital, on lui administre 30 grammes de sirop d'arséniate de fer pour combattre son anémie. Contre la fièvre : calomel 0,75, quinine 0,50, vin de marrube 200 grammes. L'accès prévu se produit à l'heure régulière, c'est-à-dire vers deux heures de l'après-midi ; le frisson est intense et dure une demi-heure ; la température, qui était ce matin à 37°4, monte à 38°5.

4. — Quinine 0,50. Température à 36°8 le matin, 37°3 le soir.

5. — Vin de marrube 200 grammes. L'accès attendu se produit à la même heure qu'avant-hier, à peu près aussi intense ; la température monte à 38°2.

6. — Vin de marrube 200 grammes. Apyrexie.

7. — Vin de marrube 200 grammes. Quinine 0,50. Accès semblable aux premiers. Température à 38°6.

8. — Vin de marrube 200 grammes. Apyrexie.

9. — Vin de marrube 200 grammes. Quinine 0,50. Accès moins intense que les précédents. Température à 37°8.

10. — Vin de marrube 200 grammes.

11. — Vin de marrube 200 grammes. Pas de quinine. Accès très violent. Température à 39°.

12. — Vin de marrube 200 grammes. La température n'est pas descendue aussi bas que les jours intercalaires précédents. Elle est à 38°3 le matin, à 37°7 le soir.

13. — Vin de marrube 150 grammes. L'accès prévu ne se

produit pas. La température est à 36°6 le matin, à 37°1 le soir.

14. — Vin de marrube 150 grammes. Potion à la magnésie du Codex. Salol 1 gramme. Température à 36°7 le matin, à 36°3 le soir.

15. — Vin de marrube 150 grammes. Antipyrine 0,50. Accès à l'heure ordinaire, un peu moins intense que les précédents ; la température, qui était à 36°1 le matin, monte à 38°9.

16, 17. — Vin de marrube 300 grammes. Température au-dessous de 37°.

18, 19, 20. — Vin de marrube 150 grammes. La température reste encore au-dessous de 37°.

Du 21 au 30. — Vin de marrube 100 grammes. La température, irrégulière les jours précédents, se régularise en restant toujours au-dessous de 37° avec l'ascension ordinaire de quelques dixièmes de degré le soir.

Du 1er au 10 novembre. — Vin de marrube 50 grammes. L'apyrexie persiste.

11. — Le malade guéri de ses accès, est amélioré quand à son état général ; le souffle anémique est très sensiblement diminué.

Observation IX

X..., quarante ans, journalier, né à Begharia, entré le 3 décembre 1893, à l'hôpital civil de Mustapha, salle Broussais, n° 7.

Il a eu la rougeole à six ans, la variole à vingt-six ans. Jamais de rhumatisme, les premiers accès de fièvre remontent à sept ans ; il était alors à Begharia ; ils durèrent en tout six mois ; le premier mois, avec le type quotidien, ensuite, avec le type tierce. Ils cédèrent à la quinine. Ils ont réapparu, il y a un mois et demi, avec le type tierce. A son entrée à l'hôpital, on constate que la rate est un peu hypertrophiée dans son diamètre vertical, et insensible à la palpation. Le foie est normal. L'auscultation du cœur révèle l'existence d'un soufle aortique au premier temps. Au sommet droit, on entend du gargouillement et du soufle. Le malade tousse depuis six mois, fait des crachats nummulaires, a des sueurs nocturnes, et présente un amaigrissement considérable.

3 décembre. — Calomel à 0,75. Quinine à 0,50. Accès violents dans l'après-midi. Température à 38°8.

4. — Quinine 1,50, nouvel accès un peu moins fort que celui d'hier. Température 38°6.

5-6. — Quinine 1 gramme, la température se maintient autour de 37°.

7. — Quinine 1,50. Accès très intense à neuf heures du soir. Température 39°4.

8. — Vin de marrube 200 grammes. Température à peine supérieure à 37°.

9. — Vin de marrube 150 grammes. Accès moins fort que le précédent à onze heures du soir; température à 38°7.

11. — Vin de marrube 150 grammes. Accès presque insignifiant à trois heures de l'après-midi ; température à 37°6.

Du 12 au 21. — Vin de marrube 100 grammes. Plus d'accès, la température tombe et se régularise autour de 37°, le malade sort guéri de ses fièvres.

Observation X

D... (Marcel), vingt-trois ans, cultivateur, né à Sambum (Hautes-Pyrénées), entre à l'hôpital civil de Mustapha, salle Broussais, n° 24, le 4 novembre 1893.

Ce jeune homme est en Algérie depuis deux ans. Il habitait le village d'Oued-el-Alleng. Il y a contracté les fièvres peu de temps après son arrivée et les a gardées alors pendant deux mois sans suivre de traitement.

Il y a un mois, dans les premiers jours d'octobre, il a été de nouveau atteint. Pendant la première semaine, la fièvre a revêtu le type quotidien. Depuis lors, elle présente le type tierce. Les accès étaient de moyenne intensité : la température variait entre 38°5 et 39°5. Durant les huit premiers jours, le malade a pris 1,50 de sulfate de quinine par jour. Après cette période, il a cessé tout espèce de traitement. La température, pendant l'accès qui a précédé son entrée à l'hôpital était, dit-il, de 39°6.

Rate peu hypertrophiée. Troubles digestifs assez accentués.

4 novembre. — Vers quatre heures du soir, accès franc, frisson violent pendant une demi-heure; la température, qui était dans la journée à 38°8, monte à 39° et s'y maintient pendant deux heures ; terminaison de l'accès par des sueurs abondantes. On avait cependant administré de bon matin 1 gramme de calomel et 1 gramme de sulfate de quinine.

5. — On ordonne du vin de marrube 100 grammes. La température, qui était à 37° le matin, descend à 36°4 le soir.

6, 7, 8, 9. — Le malade prend 100 grammes de marrube. Pas d'accès. Température oscillant entre 36° et 37°.

10. — Marrube, 100 grammes. Vers quatre heures du soir, après un frisson léger, la température monte de 37°2 à 38°9 et s'y maintient plusieurs heures.

11. — Marrube 100 grammes. Sulfate de quinine 0,50. La température, qui était le matin à 37°5, descend à 37° le soir.

12. — Calomel 1 gramme. Marrube 100 grammes. La température, qui était le matin à 36°7, monte l'après-midi à 37°5 sans accès caractérisé.

13. — Marrube 100 grammes. La température, tombée le matin à 36°2, est le soir à 37°3.

14. — Tout médicament est supprimé. La température moyenne de la journée s'élève : 36°9 le matin, 37°5 le soir.

15. — Marrube 150 grammes. La température tombe à 36°2 le matin et ne monte qu'à 36°7 le soir.

16, 17, 18. — Marrube 150 grammes. La température oscille entre 36°2 et 36°5.

19. — Le malade ayant de la dysenterie, on remplace le vin de marrube par l'extrait aqueux de marrube, 20 grammes. La température, qui était hier soir à 36°5, est ce matin à 36°4 et monte le soir à 36°7.

20. — La dysenterie continue. Lavement avec ipéca, 2 gr. et sulfate de quinine 0,50. Extrait aqueux de marrube 20 gr. La température monte à 37° le soir.

21. — La dysenterie persiste. Mêmes prescriptions. Température à 38° le soir sans accès proprement dit.

22. — La dysenterie diminue. Extrait aqueux de marrube, 20 grammes. Vers 4 heures du soir, survient un accès plus intense que le second, mais moins que le premier. La température qui s'était maintenue à 37°4, monte à 38°7.

23. — Sulfate de quinine 0,50. Marrube, 150 grammes. La température tombe à 36°7 le matin et ne monte qu'à 37°4 le soir. La dysenterie disparaît. Du 24 au 30, marrube 150 grammes. La température oscille autour de 37°.

1er, 2, 3 décembre. — Marrube 150 grammes. La température tombe au dessous de 37° et se maintient de 36° à 36°4.

4, 5. — Marrube 100 grammes. L'apyrexie se maintient.

Le malade reste encore quelque temps à l'hôpital, sans traitement antipyrétique, mais il n'a plus de fièvre.

Observation XI

S... (Laurent), journalier, vingt-six ans, né à Marseille, entré le 10 novembre 1893 à l'hôpital civil de Mustapha, salle Broussais, n° 31.

La première manifestation d'impaludisme remonte à six ans. Le malade prit la fièvre à Ténès et eut des accès quotidiens pendant un mois ; il fut guéri par le sulfate de quinine aux doses de 1 gramme à 1,50 par jour. Il y a trois ans, se trouvant à Alger, il eut de nouveau les fièvres pendant quinze jours environ. L'année dernière, nouvelle atteinte qui dura dix-neuf jours. La fièvre avait le type quarte. On administra de la quinine. Depuis un mois et demi environ, il est repris par les fièvres du type quarte avec température s'élevant aux environs de 39°. Le malade présente, en outre, les signes de la tuberculose au 2° degré.

10 novembre. — Bichlorhydrate de quinine, 0,50 centigrammes. L'accès attendu aujourd'hui se produit, mais avec une intensité relativement faible. La température monte à 38°2.

11. — Bichlorhydrate de quinine. Pas d'accès.

12. — Bichlorhydrate de quinine 1 gramme. Pas d'accès.

13. — Bichlorhydrate de quinine 0,50. Accès analogue au précédent. Température, 38°3.

14. — Bichlorhydrate de quinine, 0,50. Pas d'accès.

15· — Pas de quinine. Température à 37°5 le matin ; à 38°4 le soir, sans accès proprement dit.

16. — Quinine 1 gramme. L'accès attendu se produit encore plus intense que les précédents. La température de 36°9 monte brusquement à 38°9.

17. — Quinine 1 gramme. T. : matin, 37°4 ; soir, 37°5.

18. — Quinine 1 gramme. T. : matin, 36°1 ; soir, 37°9.

19. — Quinine 1 gramme. Extrait aqueux de marrube 20 grammes. T.: matin, 37°; soir, 37°9.

20. Extrait aqueux de marrube 20 grammes. Pas de quinine. Température 37°1 et 37°3.

21. — Extrait de marrube 20 grammes. Quinine, 1,50. Malgré cela, très violent accès, la température monte de 36°5 à 39°6.

Du 22 au 25. — Vin de marrube 150 grammes. Grandes oscillations entre 37° et 38°.

On continue le marrube à la dose 200 grammes jusqu'au 5 décembre. La température oscille d'abord autour de 37°, avec quelques exacerbations sans importance, et finit par tomber au-dessous de 37°.

Le malade sort guéri de ses fièvres le 5 décembre.

Observation XII

Abdelkader ben Rabah, trente-trois ans, né à Médéah, entré le 5 octobre 1892 à l'hôpital civil de Mustapha, salle Broussais, n° 4.

Il y a dix ans, il était à Médéah lorsque se manifestèrent les premiers accès de fièvre. Ils affectaient le type quotidien, se répétèrent pendant quinze jours, vers trois heures du soir, et furent assez violents. Il vint ensuite habiter Alger, n'eut pas de nouvelle manifestation paludéenne dans cette ville. Il y a trois ans, se trouvant à la Maison-Carrée, il fut repris par les fièvres; cette fois, ce fut le type tierce. Il vint alors se faire soigner dans notre hôpital. Les accès étaient assez violents et la température montait à 39°. Deux mois de traitement par la quinine à 1 gramme par jour et le sirop d'arséniate de fer eurent raison de cette nouvelle atteinte.

Le malade habite Alger depuis deux ans. Le 5 octobre 1892, il entre à l'hôpital, avec une pneumonie gauche. C'est un homme débilité par l'abus de l'alcool, la misère et les atteintes antérieures de malaria.

6 octobre. — On applique un vésicatoire à gauche et en arrière.

8. — Quinine 1 gramme. La température monte à 38°9 le soir.

9. — Quinine 0,50. Accès franc d'impaludisme, avec les trois stades caractéristiques. La température, qui était le matin à 38°4, s'élève le soir à 39°1.

10. — La température est tombée à 37°6 le matin, et à 37°9 le soir.

11. — Nouvel accès, moins fort cependant que celui d'avant-hier. La température pendant l'accès est à 38°6.

12. — Quinine, 0,50. Vin de marrube, 50 grammes.

13. — Pas de quinine ni de marrube. Accès plus intense que le précédent. Température à 38°8 pendant l'accès.

14. — Quinine, 1 gramme.

15. — Quinine, 1 gramme. Vin de marrube, 100 grammes. Accès plus violent que les précédents. Température montant de 37°3 à 39°5.

16. — Un vésicatoire à gauche et en avant. T.: matin, 37°3; soir, 37°6.

17. — Pas de médicaments. Accès plus bénins que les antérieurs. T.: 38°3.

18. — Vin de marrube, 100 grammes. La pneumonie est terminée. La température tombe aux environs de 37°.

19. — Vin de marrube, 100 grammes. L'accès qui aurait dû se produire aujourd'hui est à peine ébauché par une simple excursion à 37°7 le soir sans frisson.

Du 20 au 24. — Vin de marrube, 100 grammes. La température reste toujours à 37°.

25. — Vin de marrube, 100 grammes. Un petit accès le soir. T.: 37°9.

26, 27, 28. — Vin de marrube, 100 grammes. Sirop d'arséniate de fer, 30 grammes. L'apyrexie se maintient.

29. — Quelques râles à gauche et en arrière. La température monte à 38°2 après un frisson léger. Teinture d'iode sur la base gauche. Vin de marrube, 100 grammes, et sirop de fer, 30 grammes.

30. — Vin de marrube, 100 grammes. Sirop de fer, 30 grammes. T.: matin, 37°; soir, 37°8.

31. — Vin de marrube, 100 grammes. Sirop de fer, 30 grammes. Température à 37°1 le matin, à 38°5 le soir, pendant un accès caractéristique, mais moins violent que les premiers.

Du 1er au 6 novembre. — Vin de marube, 100 grammes. Sirop de fer, 30 grammes. Température oscillant autour de 37°. Pas d'accès.

Du 6 au 14. — Vin de marrube, 150 grammes. Sirop de fer, 30 grammes. La température tend à baisser au-dessous de 37°.

15, 16. — Vin de marrube, 100 grammes. Sirop de fer, 30 grammes.

Du 17 au 21. — Vin de marrube, 50 grammes. Sirop de fer, 30 grammes. La température tombe définitivement au-dessou de 37°.

23. — Le malade sort guéri.

CONCLUSIONS

Le marrube a été employé contre un grand nombre de maladies, surtout à cause de ses propriétés stimulantes et toniques. Mais ce remède ne nous paraît jouir d'une véritable action curative qu'à *l'égard des fièvres palustres*.

Cette plante est facile à se procurer, de préparation simple, d'un prix de revient insignifiant ou nul.

Il jouit d'un pouvoir antithermique indiscutable, quels que soient le type de la fièvre, le nombre, la durée, l'intensité, des accès antérieurs ou actuels.

La fièvre commence ordinairement à tomber deux ou trois jours après le début du traitement.

Le marrube paraît agir à la fois comme tonique, comme stimulant (*et comme parasiticide*)?

En dehors de la fièvre, il peut rendre les plus grands services comme préventif.

Il n'est pas toxique, même à doses élevées.

L'usage du marrube est indiqué:

Quand on n'a pas de quinine;

Quand elle n'est pas acceptée par le malade;

Quand elle n'est pas supportée;

Quand le malade y est accoutumé.

Les doses du début varient avec l'intensité de la maladie: on peut accepter comme moyenne les chiffres suivants: 100 grammes de vin de marrube pour les cas bénins, 150 gr. pour les cas moyens, 200 grammes pour les cas graves.

Ensuite on augmente ou on diminue les doses selon l'effet

obtenu. Au déclin de la maladie, donner un dernier élan thérapeutique en prescrivant une dose plus forte pendant quelques jours.

Diminuer lentement les doses et ne déclarer le malade guéri qu'après une semaine au moins d'apyrexie.

Souvent, il sera bon de prescrire au début du traitement, un purgatif.

Dans le cas d'anémie prononcée, cas si fréquent, les ferrugineux, l'arsenic, l'arséniate de fer, notamment sous forme soluble, trouvent leur indication.

Dans les cas très graves, employer le marrube concurremment avec la quinine et les antiseptiques internes ordinaires, naphtols, benzo-naphtol ou salol.

Le principe actif *présumé*, la marrabiine étant soluble dans l'alcool et insoluble dans l'eau, on devra se servir pour toutes les préparations de marrube de véhicules alcooliques.

Les préparations les plus commodes et les plus efficaces sont : le vin, l'extrait hydro-alcoolique solide, l'extrait fluide.

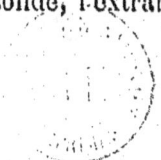

BIBLIOGRAPHIE

ABD-ER-REZZAG EL DJEZAIRI. — Trad. du Dr L. Leclerc (Paris, 1874).

BAUHIN (J.) — Histor. Plantar. (T. III, part. 2, p. 316).

BENTHAM. — In de Candolle, Prodom., 453.

BERG et SCHMIDT. — Darstell. und Beschreib. der offizin. Gewachse (T. III, pl. 24 *b*).

CANDOLLE (DE). — Flore française, 2577.

CAZIN. — Plantes médicinales, 3e édit.

Dictionnaire de Dechambre. Art. marrube.

Dictionnaire de l'industrie (Paris, 1795, t. IV, p. 268).

Dictionnaire en 30 volumes. Art. marrube.

DIOSCORIDE. — Materia medica.

FREIND. — Emmenologia (Londini, 717, p. 160).

GRENIER et GODRON. — Flore de France, t. II.

HARMS. — Arch. der Pharm. (T. CXVI, p. 141), in Dict. Wurtz.

HERTEL. — The American Journal of Pharm., juin 1890, p. 273, et Journ. de Pharm. et de Chimie, 1890.

KROMAYER (A.). — Archiv. der Pharm. (T. CVIII, p. 257).

LÉMERY (Nicolas). — Dict. univ. des drogues simples, 1759.

LINNÉ. — Spect. Plant., 816.

LOBEL. — Observat. 278. In Adversaria 222.

RÉVEIL. — Formulaire des médicaments nouveaux, 1864.

THOREL. — Annuaire de thérap. de Bouchardat, 1849.

TRABUT. — Bulletin médical de l'Algérie, 1892.

Vu et permis d'imprimer :
Montpellier, le 25 janvier 1894.

Le Recteur,
J. GÉRARD.

Vu et approuvé :
Montpellier, le 25 janvier 1894.

Le Doyen,
MAIRET.

TABLE DES MATIÈRES

SERMENT

En présence des Maîtres de cette Ecole, de mes chers condisciples et devant l'effigie d'Hippocrate, je promets et je jure, au nom de l'Être suprême, d'être fidèle aux lois de l'honneur et de la probité dans l'exercice de la médecine. Je donnerai mes soins gratuits à l'indigent, et n'exigerai jamais un salaire au-dessus de mon travail. Admis dans l'intérieur des maisons, mes yeux n'y verront pas ce qui s'y passe, ma langue taira les secrets qui me seront confiés, et mon état ne servira pas à corrompre les mœurs ni à favoriser le crime. Respectueux et reconnaissant envers mes Maîtres, je rendrai à leurs enfants l'instruction que j'ai reçue de leurs pères.

Que les hommes m'accordent leur estime, si je suis fidèle à mes promesses! Que je sois couvert d'opprobre et méprisé de mes confrères, si j'y manque!

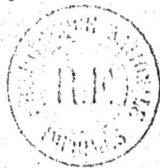

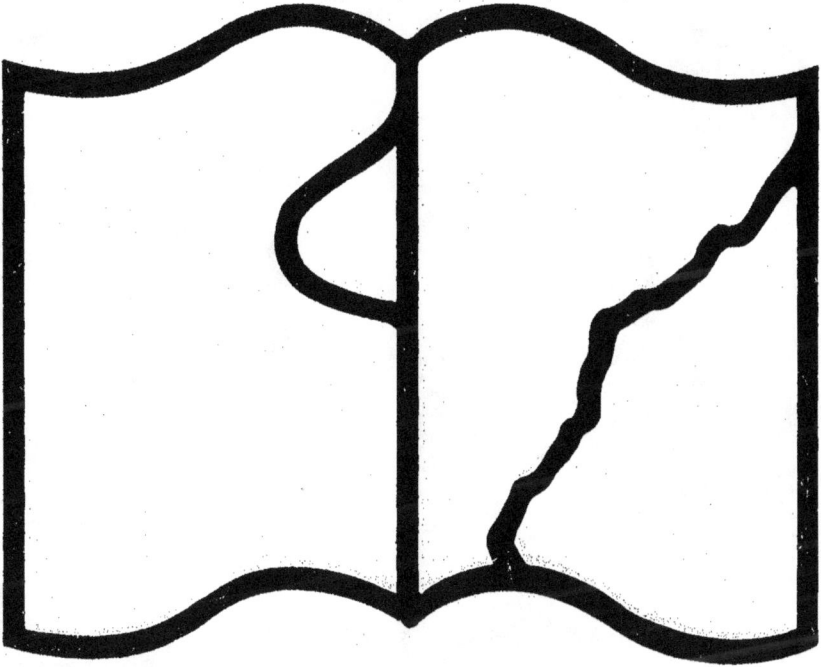

Texte détérioré — reliure défectueuse

NF Z 43-120-11

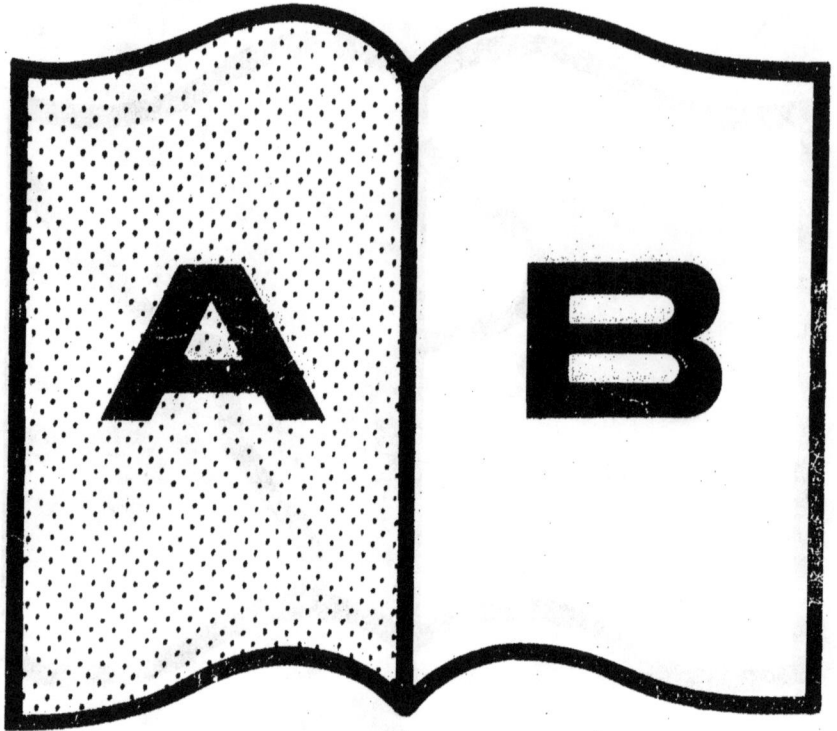

Contraste insuffisant

NF Z 43-120-14

www.ingramcontent.com/pod-product-compliance
Lightning Source LLC
Chambersburg PA
CBHW050545210326
41520CB00012B/2719